# El Poder de la Música y el Cerebro con TDAH

Por Luz Galindo

Derechos Reservados ©2019 Luz Galindo.

Queda prohibida cualquier forma de reproducción, distribución, comunicación pública o transformación total o parcial de esta obra sin el permiso escrito de los titulares de los derechos de autor.

ISBN 978-1-7770063-3-4

**En memoria de**

Mi padre, Jaime Galindo

**Dedicado a**

Mis hijos; Elmer, Richard y James

**Creditos:**

Edición: Rosa Montecillo

Ilustraciones: Toby Bridson

# Contenido

**Sección uno** — 1

¿Qué es TDAH? — 1

   Capítulo I – Definicion Clínica — 3

   Capítulo II – Cómo afecta el TDAH la vida diaria — 7

   Capítulo III – Tratamientos actuales para el TDAH — 15

**Sección dos** — 23

¿De qué manera impacta la música al cerebro? — 23

   Capítulo IV – Impacto de la música en el cerebro — 25

   Capítulo V – Efecto Físico — 29

   Capítulo VI – Efecto Psicológico — 35

   Capítulo VII – Efecto Emocional — 37

   Capítulo VIII – Efecto Cognitivo — 41

   Capítulo IX – Efecto Social — 45

**Sección Tres** — 51

La música como tratamiento para el TDAH — 51

   Capítulo X – Cómo la música estimula el cerebro — 53

   Capítulo XI – Los niños y la educación — 57

   Capítulo XII – Los adultos y la vida diaria — 61

   Conclusión – ¿Y ahora que? — 65

   Referencias — 67

   Investigación Adicional — 75

# Prefacio

Mi nombre es Luz y tengo TDAH, también conocido como Trastorno por Déficit de Atención e Hiperactividad. Soy madre de tres niños, dos de los cuales también han sido diagnosticados con TDAH. Durante los últimos seis años, he lidiado con esta condición mental que afecta a la mayoría de mi familia, y de la que, sin embargo, sabía muy poco al respecto (datos básicos de un folleto en la oficina de un doctor o cualquier información que una investigación en internet pudiera arrojar.) La mayor parte del tiempo, simplemente operaba o respondía a todo lo que me acontecía instintivamente sin comprender de lleno porque hacia lo que hacía.

A pesar de los estigmas alrededor de la marca o etiqueta TDAH, las creencias falsas y los mitos de nuestra sociedad de hoy en día, mientras más aprendía al respecto, más me intrigaba la naturaleza de este trastorno y como trabaja el cerebro con el diagnóstico del TDAH. Descubrí que prefería invertir mí tiempo encontrando maneras para lidiar de manera más eficaz con el TDAH y aprovechar las ventajas de este padecimiento en vez de mantener una batalla sin fin con los retos que el mismo presenta.

Cuando empecé a leer sobre los efectos de la música en el cerebro, quedé fascinada. Aprendí como la música puede cambiar la química natural del cerebro y en algunas ocasiones incluso puede hasta mejorar su estructura. Fue en ese momento cuando me di cuenta de cómo la música me ha ayudado tanto (sin darme cuenta). Por ejemplo, entendí como utilizar los síntomas y efectos colaterales del TDAH como la hiperconcentración, como ventaja al escuchar ciertas listas de reproducción una y otra vez. Me di cuenta de que al conocer nuestras capacidades y crear un ambiente propicio que las promueva podemos sobresalir y prosperar.

Escribo el presente libro porque quiero compartir los métodos que he encontrado, la investigación que apoya mis descubrimientos, y algunas técnicas que han ayudado a mi familia y a mí a lidiar con algunos de los retos del TDAH en nuestra vida diaria.

Espero que mi investigación y experiencia pueda servirles a otras personas con TDAH así como a los seres queridos de gente como yo.

# Introducción

Aunque la música no está clasificada como una de las necesidades básicas del ser humano ha sido un componente esencial en toda sociedad a través de la historia. Lo que comenzó como un método de entretenimiento y un elemento cultural definitorio ha evolucionado a ser una técnica importante de curación en el mundo moderno.

Cuando consideramos las diversas aplicaciones de la música y su valor intrínseco a la experiencia humana, es seguro decir que la música se ha convertido en una necesidad humana básica. Como individuos, nuestra interacción con la música es inevitable.

Desde nuestro nacimiento hasta nuestra muerte, siempre se presentarán oportunidades para producir y escuchar música. Este es un lenguaje entendido por toda sociedad, una canción interpretada en un lenguaje específico puede llegar al corazón de personas que hablan otro idioma. Es un factor fuerte que nos une a todos, por lo cual, desde la prehistoria, no era poco común para los miembros de una sociedad reunirse y celebrar ceremonias donde la música y el folklore eran notorios.

Desde mediados del siglo veinte, estudios sobre los atributos terapéuticos y médicos de la música comenzaron a realizarse durante los últimos años de la década de los cuarentas, con el objetivo de tratar a los sobrevivientes de las traumáticas experiencias de la segunda guerra mundial. Fue así que el concepto de la música como terapia fue desarrollado.

De acuerdo con estudios realizados por la Universidad Estatal de Arizona, había bandas militares de mujeres que tocaban en hospitales para soldados en recuperación y en los bailes de varios hospitales.

El entretenimiento que estos grupos proporcionaban era parte del programa de reacondicionamiento del ejército para soldados en recuperación y formaban una parte importante de la alianza establecida entre los músicos y la comunidad médica. Cuando los investigadores se dieron cuenta del potencial de la música como tratamiento para el trauma, la música como tratamiento para enfermedades y padecimientos se convirtió en una importante área de estudio.

Hoy en día se ha logrado un significante progreso en la aplicación de la musicoterapia. Es uno de los puntos focales para intervenir en el tratamiento del Trastorno por Déficit de Atención e Hiperactividad (TDAH), la música es reconocida por su habilidad de mejorar las funciones cognitivas del cerebro humano. Este libro se enfocará en la relevancia de la música en el manejo del

TDAH, así mismo examinará algunos de los métodos de tratamiento existentes.

Este libro se basa en el hecho de que la música funciona como una excelente terapia para el TDAH. En las siguientes páginas les presentaré las maravillas de la música y sus poderes curativos. Exploraré los efectos del TDAH en la vida de las personas y algunos métodos actuales para su tratamiento aparte de una perspectiva rápida del impacto de la música en el cerebro. Finalmente, daremos un vistazo a cómo la musicoterapia utilizada para tratar el TDAH estimula el cerebro para ayudarlo en actividades educativas y diarias y cómo mejorar la calidad de vida de las personas con TDAH por medio de procedimientos prácticos para sobrellevar algunos de los retos a los que se enfrentan.

Pero antes de introducirnos de lleno en la cuestión de la música y sus poderes curativos, considero que es importante recordar la naturaleza de la sanación o recuperación.

La sanación no es un fenómeno instantáneo y la música no provee una transformación inmediata. Mucha gente (tanto médicos como pacientes) se han percatado que el proceso de sanar lleva más tiempo del esperado o deseado, lo cual puede ser muy desalentador. Es normal querer encontrar un remedio rápido para el TDAH por las limitaciones que conlleva, pero antes de probar cualquier tratamiento alternativo, como la musicoterapia, quisiera que se preguntaran: ¿qué se pierde al intentarlo?

La musicoterapia que discutiré en este libro tomará más tiempo en dar resultados que los métodos farmacéuticos, pero sus beneficios son mayores.

¿Están listos?

Es momento de explorar como hacer uso de la música para manejar a este coloso llamado TDAH.

# Sección uno
## ¿Qué es TDAH?

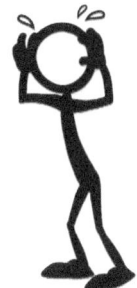
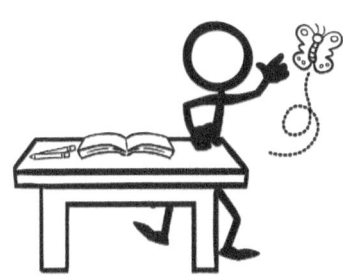
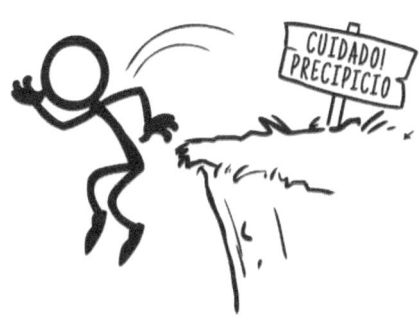
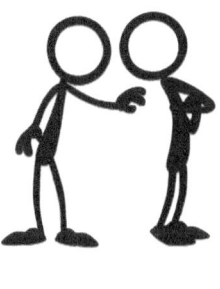

# Capítulo I

## Definición clínica

A TDAH es una abreviación para Trastorno por Déficit de Atención e Hiperactividad. Con frecuencia es visto como un trastorno cerebral que inhibe el desarrollo y actividad del cerebro resultando en dificultad para concentrarse, mantenerse quieto, y controlar las acciones reflejo del cuerpo. En pocas palabras, simplemente es otra manera de funcionar del cerebro, un sistema nervioso sano con conexiones distintas.

El TDAH usualmente inicia durante la niñez y algunos de los síntomas pueden disminuir conforme el niño crece. Sin embargo, algunas veces los síntomas persisten en la etapa adulta.

Originalmente el TDAH se diagnosticaba como un trastorno de conducta, pero hoy en día es visto como una deficiencia en el desarrollo del sistema de autogestión del cerebro. A pesar de que el TDAH afecta a la concentración, organización, memoria y autocontrol, es importante resaltar que los síntomas no se originan desde las funciones cognitivo conductuales, sino en la manera en la que el sistema nervioso de una persona responde a diferentes estímulos. A menudo, estos síntomas podrán hacer parecer que un niño con TDAH es indisciplinado, revoltoso, incluso "fuera de control" cuando, en realidad, la razón a fondo es: el TDAH.

Todos presentamos algún síntoma del TDAH en algún momento de nuestra vida, pero los niños con TDAH tienen problemas más graves con estos comportamientos más a menudo que otros niños de su edad. Su cerebro trabaja de cierta manera que hace que algunas tareas sean naturalmente más complicadas para ellos. Es importante monitorear los síntomas del TDAH en los niños porque una detección temprana es clave para un tratamiento exitoso de los síntomas y sus efectos, ya sea un tratamiento farmacéutico o de otra naturaleza.

Existe una larga lista de ideas erronas respecto al TDAH, desde mitos populares hasta generalizaciones sesgadas, estas nociones erróneas incluyen (pero no se limitan a las siguientes):

- El TDAH es causado por ver demasiada televisión
- Exceso de azúcar
- El resultado de una mala crianza
- El niño o niña es flojo/floja o no tiene motivación
- Son soñadores o soñadoras, pero es normal

En mi experiencia he encontrado que cualquiera puede criticar o juzgar el comportamiento o las tendencias de alguien con TDAH, pero esto es especialmente cierto si ellos no sufren estos síntomas.

Así como con cualquier otra enfermedad o etiqueta médica, existen ciertos factores de riesgo que pueden promover la aparición del TDAH, tal como la genética de las personas o la exposición a ciertas sustancias durante su gestación. La genética puede predisponer a los niños y niñas a tener TDAH, así que un niño con un padre o hermano con TDAH tiene más probabilidades de tenerlo. Fumar durante el embarazo puede conllevar efectos negativos en la salud y bienestar del bebé, y alguno de estos efectos puede aumentar la probabilidad de que el niño o niña desarrolle TDAH. Adicionalmente, el haber sido expuesto a químicos caseros peligrosos, como pesticidas (veneno para insectos) y herbicidas, con altos niveles de mercurio (contenido en algunos peces), maderas tratadas con arsénico (la madera de exterior suele tratarse con cobre, cromo o arsénico para protegerlas de la podredumbre, hongos, moho y termitas) y el asbesto (utilizado en la construcción anteriormente) se han conectado con el TDAH, sin embargo, se necesita mayor investigación al respecto.

Quizá uno de los estigmas más problemáticos que rodean al TDAH es el de su inexistencia, se considera como una etiqueta aplicada para los individuos que son flojos o que no intentan lo suficiente para enfocarse o completar tareas diarias, esto, sin embargo, es completamente falso. Mi experiencia e investigación me han llevado a la siguiente conclusión: los individuos con TDAH pueden prosperar tanto como los otros individuos, pero tendrán que hacer ciertos ajustes, arreglos y subsidios para poder sobrellevar sus síntomas. Más conciencia respecto a los cambios y retos que el estilo de vida típico conlleva para las personas con TDAH es necesaria de manera global para poder eliminar completamente el estigma. He encontrado que algunos estigmas son más problemáticos que los síntomas per sé. Por ejemplo, cuando se tiene la creencia de que la niña o niño son flojos o no están suficientemente motivados, escucharán de forma frecuente "esfuérzate más, tú puedes hacerlo mejor" cuando ellos ya están haciendo lo mejor que pueden. Así que pueden llegar a creer que están tontos o tontas y dejarán de intentarlo.

Pensarán que nunca es suficiente y pensarán que no tiene sentido esforzarse.

## Capítulo II

## ¿Cómo afecta el TDAH la vida diaria?

La vida diaria puede ser un reto para cualquiera, pero para una persona con TDAH la vida diaria puede ser mucho más que eso.

Cualquier día puede ser muy bueno o extremadamente terrible. Las pequeñas cosas, como poner el doble de azúcar a tu café porque olvidaste si ya lo habías hecho o encontrar tus llaves en el congelador, son algunas de las cosas comunes con las que un individuo con TDAH se puede topar en un día cuando tiene dificultad de concentrarse. Mientras una persona puede pasar un mal día porque "hoy no sabe dónde está su cabeza" para las personas con TDAH esa es una realidad diaria. Las tareas simples como limpiar la cocina pueden tomar mucho más tiempo del esperado y el concentrarse en una actividad del trabajo puede ser increíblemente desalentador, especialmente si los compañeros de trabajo o el jefe interrumpen constantemente su ya mermada habilidad para concentrarse.

Por otro lado, una persona con TDAH puede ser más que eficiente otro día. Todo puede lograrse de la mejor manera, "un momento, ¿por qué logré eso?" porque mi cerebro estaba en piloto automático y todo trabajaba perfectamente. Por ejemplo, cuando dibujo, con frecuencia siento que el tiempo pasa rápido y sin mayor problema. Sospecho que esto sucede porque amo dibujar y fluye de manera natural en mí, por lo tanto, hay menos oportunidades de que mi TDAH se desencadene por mi ambiente o actividades.

Entre más sean las cosas que intentemos balancear en nuestras vidas como cursar una carrera, formar una familia, mantener una casa, mayor tiene que ser nuestra habilidad para organizarnos, enfocarnos y mantenernos en calma. Podemos abrumarnos fácilmente con el constante estrés causado por no completar estas tareas de forma eficiente, incluso las más sencillas como olvidar el lonche, hornear galletas para la fiesta de la clase o llegar tarde al trabajo por causa de un accidente de tráfico.

Algunos de los retos más comunes del TDAH incluyen:

- Dificultad para concentrarse y mantenerse enfocada

- Distraerse fácilmente con actividades o eventos más interesantes
- Tener tantos pensamientos simultáneos que es difícil darle seguimiento a uno solo
- Dificultad para poner atención o enfocarse al leer o al escuchar a otros
- Soñar despierta o pensar en otras cosas sin darse cuenta
- Dificultades para completar tareas, incluso aunque parezcan simples
- Tendencia a pasar por alto detalles, resultando en errores o trabajos incompletos
- Una pobre habilidad para escuchar debido a la falta de concentración
- Aburrirse rápidamente y buscar experiencias nuevas y estimulantes

Los síntomas del TDAH pueden impactar fácilmente varias áreas de nuestras vidas. Pueden llevarnos a tener problemas mentales y físicos, incluyendo ansiedad, estrés crónico, alimentación compulsiva, abuso de sustancias y baja autoestima. Adicionalmente, una persona con TDAH puede pasar por alto la importancia de revisiones médicas, ignorando instrucciones y olvidando medicamentos vitales.

Mantenerse organizado y con todo bajo control puede ser complicado para todos, pero la mala organización y el olvidar cosas son muy comunes entre las personas con TDAH. La poca organización, la tendencia a la procrastinación y la dificultad para empezar y terminar proyectos junto con impuntualidad crónica pueden, definitivamente, exacerbar incluso las situaciones más comunes.

Los adultos con TDAH, frecuentemente tienen un sentimiento de bajo rendimiento en el trabajo y pueden tener dificultades financieras. Puede ser difícil para ellos mantener un trabajo, seguir las reglas corporativas, cumplir con fechas de entregas y rutinas de trabajo estrictas. El manejo de asuntos financieros puede reflejarse en cuentas no pagadas, pérdida de documentos, cargos por pagos atrasados y deudas debido a compras impulsivas.

Muchos adultos con TDAH presentan dificultades emocionales. Pueden tener dificultades para manejar su tiempo y entender sus sentimientos, especialmente emociones fuertes como la ira o la frustración. Los adultos con TDAH pueden enojarse fácilmente lo cual se refleja como un mal temperamento o como hipersensibilidad a la crítica. También pueden ser más susceptibles al estrés y tener problemas para mantenerse motivados, particularmente en tareas poco interesantes.

Superar obstáculos emocionales puede resultar en impulsividad y en tener problemas para inhibir algunos comportamientos, comentarios o respuestas. Pueden actuar antes de pensar o reaccionar sin considerar las consecuencias. Además, el ser pacientes es extremadamente difícil y en muchas ocasiones se les puede encontrar interrumpiendo a los demás o soltando pensamientos groseros o inapropiados. Pueden presentar poco autocontrol y/o tendencias adictivas.

Adicionalmente, algunos síntomas del TDAH pueden afectar nuestras relaciones profesionales, románticas y familiares. A través de mi carrera, me he encontrado a mí misma revisando mi lista de pendientes o procesos para saber cuál es el paso siguiente y para reafirmarme que he completado el proyecto de manera efectiva. Si un cliente me pregunta que tiene que pasar antes de que se complete un proyecto, típicamente tengo que revisar su archivo nuevamente para poder dar una respuesta correcta porque las condiciones de mi memoria hacen que sea difícil para mí recordar detalles. Aquello, usualmente termina con mis clientes sintiéndose frustrados conmigo y esto afecta mi efectividad y autoestima porque realmente estoy haciendo todo lo que puedo, pero eso parece no ser suficiente, no importa que tan bien hecho esté el resultado final. En casos como este, me gustaría pedir que, como sociedad, trabajemos en ser más amables y comprensivos con otros. Al final de cuentas, nunca sabemos que batallas están luchando los demás en su interior.

Puede resultar útil pensar sobre el déficit de atención como una serie de rasgos positivos y negativos, tal como en cualquier otro caso y persona. Por un lado, tenemos la falta de organización y la impulsividad, sin embargo, por otro lado, tenemos la creatividad, la pasión, energía, pensamiento no convencional y novedoso y un constante flujo de ideas originales. Como mencioné anteriormente, la gente con TDAH tiene problemas para enfocarse en tareas en las que no están interesadas, pero existe una tendencia inversa de verse absorbidos en tareas que les resultan estimulantes y gratificantes. Esto es un síntoma paradójico llamado hiperconcetración.

La hiperconcentración es un mecanismo de supervivencia para la distracción, una manera de desconectarse del caos. Puede llegar a ser tan fuerte que te olvidas de todo lo que está pasando a tu alrededor. Por ejemplo, podemos estar tan inmersos en un libro, un programa de TV o en nuestra computadora que perdemos la noción del tiempo por completo. La hiperconcentración puede ser un activo cuando la canalizamos a actividades productivas, pero también puede llevarnos a tener problemas profesionales y en nuestras relaciones si lo descuidamos.

Trabajar desde casa, para mí, fue una muy buena opción porque no tengo que seguir reglas corporativas, horas de trabajo ni rutinas. También me permitió poder cuidar de mis hijos. Cuando trabajaba en un ambiente de oficina, todos los días eran caóticos y me sentía agotada todo el tiempo. Al principio, los problemas para organizarme y gestionar mi tiempo de trabajo en casa no me permitían completar ningún proyecto a tiempo. Me costaba mucho trabajo priorizar actividades y la falta de concentración era la cereza del pastel.

Y eso solo abarcaba lo relacionado al trabajo, no supe que tenía TDAH durante un largo tiempo, pensaba que solamente era desorganizada e incapaz hasta que encontré un flujo de trabajo que funcionaba para mí.

Para completar un proyecto, me sentaba en mi escritorio en la tarde (entre 8:00 pm – 9:00 pm), encendía la música y comenzaba a trabajar. Después, sin darme cuenta, el sol estaba saliendo nuevamente. No sabía cómo había pasado tanto tiempo, pero había logrado completar la mayor parte de los pendientes que difícilmente había podido comenzar durante toda la semana. Mucho tiempo, creí que trabajar desde casa implicaba trabajar por la noche, pero, aunque terminara mi trabajo, siempre era al último minuto. Como resultado, me sentía fracasada porque me costaba mucho trabajo organizarme y ¡procrastinaba demasiado! No era que no quisiera trabajar; en todo caso simplemente ¡tenía dificultades para enfocarme y empezar a trabajar!

En algún punto, me encontré a mí misma bajo una montaña de problemas de salud debido a la falta de sueño y el estrés de mantener mi casa y mi trabajo desde casa. Me di cuenta de que tenía que reevaluar mis prioridades, especialmente las profesionales, debía encontrar una manera de hacer ajustes y adaptaciones a mis tendencias relacionadas con el TDAH para trabajar de forma más eficiente.

A través de muchas pruebas y errores aprendí qué era lo que tenía que hacer para aumentar mi productividad y habilidad de concentración. Después de iniciar mi investigación sobre el TDAH, encontré que muchas de las cosas que ya hacía eran estrategias recomendadas por profesionales para ayudar a las personas con TDAH. Me di cuenta de que no había nada mal conmigo. Podía vivir una vida más productiva ¡y ya estaba trabajando en ello sin siquiera darme cuenta!

## Capítulo III

## Tratamientos actuales para el TDAH

Ya que el TDAH no es una enfermedad no puede curarse. Claro que, gracias a la medicina moderna y la investigación, puede ser tratado de maneras distintas, pero en mi opinión, la clave es entender la condición. Mientras más sabemos sobre el TDAH más preparados estaremos para lidiar con él. Los síntomas y características deben ser manejados o tomados como ventaja para funcionar de manera eficiente. Necesitamos saber cómo funciona nuestro cerebro, sus fortalezas y debilidades, para encontrar maneras para manejar distintas situaciones. Si sabemos qué desencadena un comportamiento específico, no solo entenderemos la razón de nuestra forma de actuar pero también podremos controlarla. Además, si conocemos un método que aumenta nuestra productividad ¿por qué no aplicarlo a nuestras circunstancias? Al hacer esto será más fácil manejar los distintos retos del día a día y podremos disfrutar más de la vida.

Hay muchas maneras de enfocar la gestión del TDAH. Como es el caso con otros problemas de salud, los métodos de intervención no siempre están relacionados con la medicina. Algunos métodos para abordar al TDAH incluyen opciones farmacológicas y también estrategias de comportamiento.

## Opciones farmacológicas

Como siempre es el caso con los fármacos, cada persona reacciona de manera distinta, lo que puede ayudar a alguien quizá no sea de provecho para otra persona o puede que tenga muchos efectos secundarios. Para comprender la razón de las variaciones de una misma condición, es importante entender los tratamientos médicos que están disponibles.

Los fármacos pueden proveer algún tipo de alivio y balance para alguien con TDAH. Esto porque ofrecen la capacidad de balancear los químicos del cerebro que causan la mayoría de los síntomas. Los medicamentos recetados tienen el potencial de disminuir las acciones impulsivas u otras reacciones y de mejorar la habilidad de concentrarse.

Existen dos tipos de medicamentos disponibles para tratar el TDAH. Estos se dividen en estimulantes y no estimulantes.

*Estimulantes del Sistema Nervioso Central*

Los estimulantes del Sistema Nervioso Central (CNS) son los medicamentos más comúnmente recetados para tratar el TDAH.

La dopamina, un químico que influencia que tan feliz y relajada se siente una persona, tiene un rol primordial en el movimiento, motivación, percepción de la realidad y habilidad para experimentar el placer que tiene una persona.

La norepinefrina, la cual regula las funciones del cuerpo, es otra pieza importante, la cual se cree, que controla el estrés en el cuerpo y su respuesta a este. También ayuda a regular el sueño, el estado de alerta y la presión arterial.

Todas estas funciones naturales y niveles se ven afectados en las personas con TDAH.

Al tomar un estimulante del CNS, una persona con TDAH, puede experimentar una mejora en su concentración y habilidad para enfocarse, así mismo, un aumento de felicidad, relajación dentro de su sistema y de forma consciente en sus actividades diarias.

Algunos estimulantes del CNS comunes para tratar el TDAH son:

- Estimulantes basados en anfetaminas (Aderall, Dexedrina, Dextrostat)
- Dextroanfetamina (Desoxyn)
- Dexmetilfenidato (Focalin)
- Metilfenidato (Concerta, Daytrana, Metadate, Ritalin)

*Medicamentos no estimulantes*

Algunos medicamentos no estimulantes aumentan los niveles de norepinefrina, la cual está relacionada con el estado de alerta y energía, lo cual se cree, está relacionado con la atención y la memoria.

Estas opciones incluyen la atomoxetina (Strattera) y los antidepresivos, como la nortriptilina (Pamelor).

El problema con los fármacos, radica en los efectos secundarios. En ambos tipos de medicamentos, los efectos secundarios pueden ser similares, sin embargo, suelen ser más fuertes en el caso de los estimulantes. Algunos de los efectos secundarios incluyen: dolor de cabeza, indigestión, irritabilidad, nerviosismo, problemas para dormir y pérdida de peso.

La reciente legalización del cannabis ha desencadenado el uso del aceite puro de CBD para ayudar con algunos síntomas del TDAH. Yo considero que, al ser el CBD un producto natural, puede ser una buena opción porque parece tener menos efectos secundarios (sin embargo, es necesario investigar más a fondo). A pesar de que no está medicamente probado y la legalización del cannabis aún es un problema en muchos lugares, el CBD ha empezado a atraer más atención en el campo médico porque múltiples resultados individuales no oficiales han mostrado una tendencia a ser positivos.

## Terapias conductuales

La terapia conductual es una herramienta importante para ayudar a manejar el TDAH. La meta de la terapia conductual (TC) es enseñarnos a observar nuestros comportamientos y cambiarlos de manera adecuada.

En este método, la psicoterapia, puede ser utilizada. La psicoterapia puede ser muy útil para abrirnos respecto a nuestras formas de lidiar con el TDAH. Ser conscientes de cómo nos sentimos y reaccionamos puede ayudarnos a entender nuestro cerebro y de cómo su manera de trabajar nos hace funcionar. Así podemos encontrar técnicas para manejar ciertos sentimientos y mejorar nuestras relaciones. Adicionalmente, podremos ser capaces de explorar patrones de comportamiento y aprender a tomar mejores decisiones en el futuro.

Así mismo, los grupos de apoyo (también conocidos como grupos de psicoterapia o "grupos de terapia") pueden ser una gran fuente de ideas y estrategias para lidiar con nuestro TDAH, especialmente si la persona ha sido diagnosticada recientemente.

Los grupos de apoyo son beneficiosos para encontrar apoyo emocional y ver que no somos los únicos sufriendo a causa de estas diferencias. Incluso podemos conocer cómo otras personas manejan estos retos y situaciones similares, podemos compartir nuestras experiencias como método para sanar y esclarecer algunos conceptos para otros y nosotros mismos.

Para los tutores o padres de niños con TDAH, el entrenamiento para padres puede proveerlos con herramientas y técnicas para entender y manejar el comportamiento de los niños y niñas. Muchas veces puede ser difícil para los padres entender la razón del comportamiento de los niños. Entre más informados más preparados estaremos para manejar las dificultades que se nos presenten.

En la experiencia con mis hijos, he encontrado diferentes métodos que funcionan, unos mejor que otros dependiendo de cada niño, dependiendo de sus edades y desarrollo social. A continuación, comparto algunas técnicas:

**Estímulos inmediatos:** en especial la retroalimentación positiva, cuando el niño hace algo bien. El poder de la aceptación y el sentimiento de haber hecho algo que agrada a nuestros padres o tutores es increíble. Para algunos niños, el sistema de puntos u otros métodos de premios inmediatos por buen comportamiento pueden funcionar. La retroalimentación positiva cuando el niño hace algo correcto sirve bastante.

**Tempo fuera:** no necesariamente tiene que ser un castigo sino más bien un tiempo para que el niño pueda calmarse. A veces cuando un niño se pone difícil y fuera de control si se le aísla de la situación estresante o sobre estimulante puede ayudarlos a calmarse. Una vez que estén más tranquilos, es más sencillo hablar con ellos y están más abiertos a entender y aprender cómo reaccionar de manera más adecuada a situaciones similares en el futuro.

**Cercanía:** Encontrar tiempo para pasar juntos y compartir actividades placenteras o relajantes. Algunas de estas pueden incluir: una caminata, juegos de mesa, películas o escuchar música. Durante este tiempo juntos se puede buscar una oportunidad para mencionar lo que el niño hace bien y aplaudir sus fortalezas y habilidades únicas.

**Facilitar un ambiente exitoso:** Estructurar situaciones de manera que sea sencillo para el niño encontrar el éxito. Encuentra algo que le guste y en lo que sea bueno, felicítalo y alágalo. Así mismo, hay que buscar actividades similares. Sumado a reforzar su autoestima, querrá tener un mejor desempeño en aquello en lo que obtenga una retroalimentación positiva.

**Manejo de estrés:** usa métodos como la meditación, técnicas de relajación y ejercicios que ayuden a controlar el estrés y que tengan beneficios tanto físicos como mentales. El deporte es una buena alternativa, pero la naturaleza del TDAH hace que las técnicas de relajación y la meditación sean complicadas. Encontrar métodos recreacionales que se enfocan en la atención plena en el momento puede ayudar. El yoga es una práctica excelente, también hay muchos juegos que ayudan a los niños para practicar de manera exitosa una sesión de yoga.

Así como con otras terapias alternativas, es esencial encontrar la manera que mejor encaje con el estilo de vida propio, no hay que desanimarse si se cometen errores pues todo lleva un proceso de prueba y error.

# Sección dos
## ¿De qué manera impacta la música al cerebro?

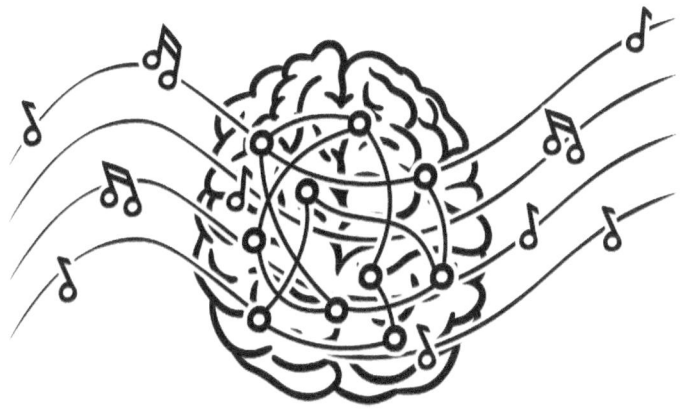

## Capítulo IV

## Impacto de la música en el cerebro

La música es un componente de la vida diaria. Sin importar quiénes seamos, dónde vivamos o a qué nos dedicamos, es raro que el día pase sin escuchar el ritmo de la música en algún lugar en nuestro alrededor o incluso que tarareemos alguna canción mientras realizamos nuestras actividades diarias.

La música es mucho más que solo entretenimiento. Tiene una serie de efectos en diferentes áreas del cerebro y partes del cuerpo, por lo cual es usada en el campo de la medicina como un medio terapéutico para manejar el TDAH y otras condiciones de salud.

Mucho se ha escrito y dicho sobre las acciones de la música en el cerebro humano; cómo afecta nuestro estado anímico, como mejora nuestras facultades cognitivas y la manera en la que influye en nuestras emociones. La música estimula el cerebro gracias a la conexión emocional que tenemos con ella e integra la información de otros sentidos. Así como produce movimientos pequeños, la música también puede crear grandes y perdurables cambios en el cerebro. Adicionalmente, abundantes investigaciones muestran que el entrenamiento musical puede mejorar la memoria verbal, razonamiento espacial y nuestras habilidades literarias.

Así mismo, el investigador Pimon Landry encontró que, en ocasiones, los músicos tienen reacciones auditorias, táctiles y audio-táctiles más rápidas que otros. Los músicos tienen un uso alterado de la información multisensorial, lo cual quiere decir que son mejores para integrar la información proveniente de varios sentidos. Para poder procesar el sonido, el cerebro lo desarma para entender los elementos como la melodía y el ritmo, y después la vuelve a unir para obtener una experiencia musical unificada.

Nuestro cerebro hace todo este trabajo en una fracción de segundo entre que escuchamos la música y cuando nuestro pie empieza a moverse a su ritmo.

Daniel J. Levitin menciona que la música, de cierta manera, puede ser considerada un alimento para el cerebro. La música afecta todos y cada uno de los aspectos del cerebro conocidos por la ciencia. Varios estudios han confirmado que la música aumenta el flujo de la sangre al cerebro y que puede ayudarlo a superar el trauma (físico y psicológico).

La música puede influenciar la producción de diferentes hormonas en nuestro cuerpo. Puede aumentar la producción de inmunoglobulina IgA, la cual es responsable de la inmunidad de las mucosas (resfriados, gripa y otros virus), y escuchar música agradable puede potencializar la producción del IgA. La música también ayuda a aumentar la producción de NK, o células natural killer (conocidas clínicamente como "células-t") que estimulan el sistema inmunológico.

Adicionalmente, la música reduce los niveles de cortisol para controlar mejor el estrés. El cortisol es el sistema de alarma natural y es vital para manejar diferentes situaciones. Controla el estado de ánimo, motivación y el miedo, al manejar los carbohidratos, grasas y proteínas del cuerpo, también reduce la inflamación, regula la presión arterial, aumenta los niveles de azúcar en la sangre y controla el ciclo del sueño, así mismo aumenta la energía, todo con el propósito de ayudarnos a manejar el estrés y restaurar el balance después de una experiencia agotadora. Cuando los niveles de cortisol son muy altos se pueden experimentar problemas de salud como ansiedad, depresión, dolores de cabeza, problemas del corazón, problemas de memoria y concentración, problemas digestivos, problemas al dormir y aumento de peso.

La música, verdaderamente, es una solución ideal.

## Capítulo V

## Efecto físico

La música afecta todos y cada uno de los aspectos de nuestro cerebro, lo activa desde las primeras notas. Los sonidos penetran al cuerpo a través del oído, después la información se transmite al cerebro. El cerebelo es impactado por la música y esto ayuda al flujo de sangre en el cuerpo y las piernas, es por esto que se relaciona a la música con la danza y ciertos movimientos. Se crean conexiones físicas entre las diferentes partes del cerebro y aquello puede resultar en un mejor estado de ánimo el cual puede reflejarse en movimientos de cabeza y brazos. Muchas partes del cerebro son alteradas por la música.

*Corteza Auditiva Primaria*
La corteza auditiva es parte del lóbulo temporal, ubicado a cada lado del cerebro, ligeramente arriba de las orejas. Las células cerebrales en esta área están organizadas

por medio de frecuencias de sonido, algunas respondiendo a las frecuencias altas y otras a las bajas. De acuerdo con Canadian Geographic e investigaciones respecto al Alzheimer, la corteza auditiva primaria analiza la información de la música, tal como el volumen, tono, velocidad, melodía y ritmo.

*Giro frontal*

El giro frontal está ubicado en la parte superior del cerebro y al frente de la cabeza. El giro frontal inferior se asocia con los recuerdos y la habilidad para recordar música, letras de una canción y sonidos cuando son escuchados o cantados.

De acuerdo con el Instituto Nacional de Trastornos Neurológicos y Accidentes Cerebrovasculares, la corteza frontal dorso lateral se estimula cuando se escucha música, esto para mantener la canción en la memoria de trabajo y traer imágenes asociadas con los sonidos, de manera que se visualice la música al ser tocado el instrumento.

La corteza motora es otra parte del cerebro. Esta nos ayuda a controlar los movimientos del cuerpo al tocar un instrumento musical al procesar las señales visuales y sonoras.

*Cerebelo*

El cerebelo está localizado en la parte de atrás de la cabeza, abajo del cerebro. El Instituto Nacional de Trastornos Neurológicos y Accidentes Cerebrovasculares explica que este órgano es el segundo más grande del cerebro y es un centro de control vital para las acciones reflejo, el balance, el ritmo y la coordinación del músculo esquelético. El cerebelo ayuda a crear movimientos suaves, fluidos e integrados al momento de escuchar o tocar música. Trabaja en armonía con otras partes del cerebro para suscitar el movimiento rítmico del cuerpo. El cerebelo permite al artista mover su cuerpo de acuerdo con la lectura o visualización de la música mientras se toca un instrumento, tal y como es descrito por el Center for Neuroskills.

*Sistema Límbico*

El sistema límbico está compuesto por varías partes interconectadas que se ubican dentro del cerebro. La investigación sobre la enfermedad del Alzheimer hace notar que parte del cerebro reacciona emocionalmente a la música, provocando en los oyentes emoción, felicidad, tristeza, placer y otros sentimientos.

El Hospital Universidad Newark apunta que el área del segmento ventral del sistema límbico es la estructura primariamente estimulada por la música, también se estimula al comer, tener relaciones sexuales o consumir drogas. La amígdala del sistema límbico es el área típicamente relacionada con emociones negativas como el miedo y normalmente se ve inhibida al escuchar música.

La música puede mejorar el rendimiento al realizar algún ejercicio porque aumenta nuestra resistencia física. Existe evidencia de que la música tiene un impacto en el rendimiento de los atletas porque las neuronas del cerebro se disparan en sincronía con la música que están escuchando. El pulso constante las mantiene andando incluso cuando quieren detenerse. De hecho, si se elige bien, una lista de reproducción de música puede mejorar tu rendimiento. Por ejemplo, si eliges música con un ritmo ligeramente más rápido que tu ritmo usual para correr, podrás correr más rápido.

La música también puede reforzar la rutina y la sincronía de nuestras actividades. Es más fácil seguir pasos que van uno después del otro si los asociamos con cierto flujo de canciones porque llega a formar parte de una rutina regular y nuestros sentidos nos dan la pista para hacer lo que sigue en nuestra tarea. De ciertas formas, puede ayudarnos a entrenar en un estado de piloto automático y así ser más consistentes. Reproducir una de nuestras canciones favoritas mientras hacemos nuestro trabajo de casa, completamos un proyecto de la escuela o alguna actividad de la oficina es recomendado porque no solo ayuda a relajarte, también ayuda a tu cerebro a enfocarse en una meta. Nuestro gusto musical puede evolucionar con el tiempo, pero nuestra afinidad por un cierto tipo de música, típicamente, será una gran influencia en nuestras vidas.

*Trastornos del sueño*

Se ha descubierto que la música es altamente efectiva en el tratamiento de trastornos del sueño. En 2014, el meta-análisis de diez pruebas aleatorias de control para el tratamiento de trastornos del sueño en 557 participantes concluyeron que escuchar música antes de ir a la cama puede mejorar la calidad del sueño, especialmente entre los individuos que sufren de trastornos del sueño. No se especificó explícitamente que género musical es el más adecuado, sin embargo, dado que los gustos musicales varían de persona a persona, la música que pueda amortiguar nuestras emociones y relajarnos también variará. No obstante, la música con un ritmo y sonido más lento es más efectiva para estimular el sueño que aquella con un ritmo rápido y alto.

## Capítulo VI

## Efecto Psicológico

La música es una gran fuente de motivación porque su poder aumenta nuestra autoconfianza. Puede aumentar nuestro espíritu del "sí puedo" el cual nos ayudará a desatar todo nuestro potencial.

Adicionalmente, tocar música nos hace felices. La Universidad McMaster descubrió que los bebés que tomaban clases interactivas de música mostraban mejores habilidades de comunicación y sonreían más. Introducir la música a los bebés dentro de su primer año de vida puede ser el cimiento de un desarrollo musical de por vida. Tocar música juntos puede mejorar su ánimo, beneficiar el desarrollo cerebral y fortalecer sus habilidades lingüísticas.

Como anteriormente mencioné, cuando la música es reproducida, los químicos para sentirse bien se liberan en el cerebro, claramente los estímulos placenteros inducen un efecto anticipatorio en el cerebro. En otras palabras, cuando escuchamos una canción familiar, existe una tendencia innata a cantarla, esto porque sentimos el efecto de anticipación.

## Capítulo VII

## Efecto Emocional

El efecto de la música en el humor es para notarse. La música puede calmar el dolor emocional que sentimos porque tiene la habilidad de levantarnos el ánimo y ayudarnos a sentirnos mejor. Puede ayudarnos a lidiar con los altibajos de la vida sin que nos perdamos en el proceso.

La música nos ayuda a relajarnos y reduce el estrés de nuestras actividades diarias. Puede ayudarnos a relajar nuestras mentes y llevarnos a un estado de calma y descanso. La introducción de música aumenta los niveles alfa de nuestro cerebro, mejorando nuestra habilidad para recordar y nuestra memoria. Un "estado mental alfa" es lo que los científicos asocian con nuestro sentido subjetivo de la imaginación, la creatividad, memoria e intuición. Nos permite ser más receptivos, abiertos, creativos y menos criticones.

Aprender a alcanzar el estado alfa puede ayudarnos a sobrellevar mejor el estrés y disminuir la ansiedad.

Cuando nos sentimos tristes o sufrimos de depresión, en ocasiones buscamos música triste porque pensamos que nos ayuda a sentirnos mejor. Cuando experimentamos tristeza, podemos pensar que tendemos a ser más pesimistas. Sin embargo, las investigaciones sugieren que somos más realistas cuando nos encontramos tristes, a este fenómeno se le conoce como realismo depresivo. Junto con la felicidad, la tristeza nos impulsa a pensar más las cosas, tener menos prejuicios y una memoria más precisa. Escuchar música triste ha mostrado que induce al realismo depresivo. En otras palabras, la música triste nos impulsa a tener una autoevaluación más honesta y expectativas más realistas. Por lo cual, el realismo depresivo nos aterriza en la realidad y nos ayuda a tener más objetividad cuando las expectativas no son logradas.

La idea que se tiene es que la música triste nos lleva a sentirnos tristes como respuesta empática a los elementos del discurso afligido como sonidos suaves, ligeros, silenciosos, monótonos y oscuros.

Incluso, nuestra reflexión cognitiva va más allá de la tristeza sugerida al pensar que estas ideas tristes son causadas por estos elementos tristes y/o asociaciones.

De acuerdo con Daniel J. Levitin, es sabido que escuchar música triste libera la prolactina, el mismo químico que es liberado cuando una madre alimenta a su bebé. Esta hormona ayuda a que sintamos consuelo. Pero la prolactina también tiene un efecto psicológico importante, como el producir la sensación de tranquilidad, calma, bienestar, consuelo, o sea, un estado donde nos sentimos bien. Por ejemplo, la prolactina también es liberada al tener relaciones sexuales y está asociada con la sensación de satisfacción sexual y relajación.

En pocas palabras, la música nos provee el mismo éxtasis que de otra manera solo podríamos experimentar en situaciones inducidas por la biología.

## Capítulo VIII

## Efecto Cognitivo

La manera como la música levanta el ánimo mejora el rendimiento cognitivo. La música altera el potencial de la actividad cerebral y mejora la capacidad de atención. Las partes del cerebro que controlan las habilidades motoras, auditivas y de la memoria se amplían en función del hecho de estar expuesto regularmente a la música.

Cuando escuchas música, múltiples áreas de tu cerebro se amplían y activan. Pero al tocar un instrumento, esa actividad se convierte en un ejercicio que abarca todo el cerebro, menciona Anita Collins, educadora galardonada, escritora e investigadora sobre el desarrollo cerebral y aprendizaje musical.

Como pasa con cualquier otro ejercicio, la práctica disciplinada y estructurada al momento de hacer música fortalece esas funciones cerebrales, permitiéndonos aplicar esa habilidad a otras actividades. La música puede ayudarnos a concentrarnos y enfocar nuestra mente en nuestra fuerza interior.

Tocar un instrumento es una experiencia enriquecedora y compleja. Esto porque se integra información de varios sentidos: la vista, el oído, el tacto junto con movimientos delicados. Si la música se enfoca hacia una actividad cognitiva, tiende a obtener mejores resultados. Los músicos pueden procesar información proveniente de distintos sentidos al mismo tiempo, lo que los lleva a tener habilidades multisensoriales superiores. Esto significa que son mejores al integrar información de distintas fuentes. Lo cual puede resultar en cambios a largo plazo en el cerebro.

El entrenamiento musical puede ayudar a construir conexiones entre el hemisferio izquierdo y derecho del cerebro de los niños que practican la música de forma regular, de acuerdo con un estudio presentado en el reporte anual de la Cognitive Neuroscience Society. Imágenes cerebrales han sido capaces de identificar la diferencia entre la estructura cerebral de los músicos y los no músicos.

El entrenamiento musical combina la precisión lingüística y matemática, actividades donde está más involucrado el hemisferio izquierdo, con el contenido novedoso y creativo del hemisferio derecho. Por estas razones, se ha descubierto que tocar un instrumento, aumenta el volumen y la actividad del cuerpo calloso, el puente entre los dos lados del cerebro, permitiendo que los mensajes lleguen al cerebro más rápidamente y a través de diversas rutas. Esto puede permitir a los músicos resolver problemas de forma más efectiva y creativa, tanto en ambiente sociales como académicos.

Básicamente, cuando aprendes a tocar un instrumento, o escuchas música consistentemente, aprendes los tonos y letras de canciones, lo cual mejora tu habilidad para almacenar información auditiva.

Aunado a esto el Auditory Neuroscience Laboratory de la Universidad Northewstern confirma que la música y la lectura tienen en común mecanismos neuronales y cognitivos que mejoran las habilidades de lectura y la memoria. Sin importar la edad, la música tiene efectos positivos en la cognición.

Debido a que hacer música involucra la creación y entendimiento de su contenido emocional y mensaje, los músicos suelen tener mejores niveles en su función ejecutiva.

Esto puede tener un efecto en las tareas críticas, como procesar y retener información, controlar el comportamiento, toma de decisiones y resolución de problemas. Todas estas son tareas interrelacionadas que requieren un análisis simultáneo de aspectos cognitivos y emocionales. Esta habilidad también tiene un impacto en el funcionamiento del sistema de memoria. Ciertamente, los músicos exhiben una mejora en la memoria. Crean, almacenan y recuperan recuerdos de forma más rápida y eficiente.

## Capítulo IX

## Efecto Social

La música ha estado presente desde las civilizaciones antiguas y ha formado parte en la mayor parte de eventos sociales y ceremonias. Es inusual, o quizá incluso extraño, asistir a una ceremonia (cumpleaños, fiesta de graduación o incluso un funeral) sin alguna forma de música presente. De cierta forma, la inclusión de música en eventos sociales promueve la unidad y la interacción entre las personas y se ha descubierto que mejora la comunicación. El rol de la música y la unidad puede ser presenciado en los ejercicios militares donde los reclutas cantan al unísono mientras forman parte de tareas colectivas.

El rango de efectos que la música tiene en la sociedad es difícil de estimar dado que la música puede representar una diversidad de cosas para diferentes personas. Cuando nos sentimos tristes puede inspirarnos; cuando nos sentimos inseguros puede apoyarnos; y cuando ignoramos algo puede educarnos. La música puede fomentar la innovación dado que facilita el acceso a nuestra propia creatividad. Mantener este estado mental nos lleva a sentirnos más satisfechos, mejorando nuestra calidad de vida.

Cuando la música se disfruta de forma colectiva, aumenta la empatía y puede sacar lo mejor de nosotros. Nos ayuda a satisfacer la necesidad de socialización.

De manera similar, tocar música o disfrutar de música en vivo estimula la oxitocina, una hormona del cerebro. La oxitocina ha sido llamada "la molécula de la confianza" y la "molécula moral" ya que promueve la unión y confianza en otros. Existe evidencia de que la música puede aumentar los niveles de oxitocina y hacernos más generosos y dignos de confianza.

Se han realizado algunos estudios sobre comportamientos pro-sociales, los cuales se refieren a comportamientos voluntarios con el fin de beneficiar a otros, tales como la empatía, amabilidad, generosidad, servicio y cooperación. Escuchar música hace que la gente se incline más por ayudar a otros. Esto es especialmente notable cuando la música es apreciada en un grupo, tal como pasa al bailar, tocar en una banda u orquesta o asistir a un concierto. Escuchar letras positivas puede afectar nuestros niveles de amabilidad y generosidad respecto a cómo utilizamos nuestro dinero.

Este efecto pro-social de la música ha sido observado tanto en adultos como niños. Se ha encontrado que está presente incluso en bebés de catorce meses.

Cuando se reproduce música con un mensaje positivo en un restaurante, los comensales suelen dejar propinas más grandes. Además, las letras con mensaje positivo ayudan a las personas a ser menos prejuiciosas y temerosas respecto a personas distintas a ellos.

La música también tiene efectos en la cooperación grupal y puede inspirar patriotismo en la población general. Es por esto que muchos países tienen un himno nacional, el cual es cantado de forma regular en escuelas y por equipos deportivos antes de un encuentro. Los grupos de presión también cantan al marchar o al embarcarse en una huelga o protesta para exigir sus derechos.

Así como el TDAH afecta muchos aspectos de nuestras vidas, también puede presentar una amenaza para las personas con las que nos relacionamos, especialmente si la relación tiene tintes románticos.

En una relación donde uno o ambos miembros son diagnosticados con TDAH, existe un aumento de la probabilidad de tener problemas de comunicación o dificultades para interactuar con la pareja. Esto significa que su relación íntima puede ser dañada fácilmente por pequeños malentendidos o ser frustrada por el resentimiento de las emociones reprimidas.

Respecto a la comunicación, la habilidad para escuchar es esencial. Cuando esta hace falta, la conciencia mental y la agudeza del individuo se encuentran en peligro.

Muchas personas carecen de la habilidad de escuchar y esto se refleja usualmente negativamente en su productividad. De cierta manera, nuestra evaluación y percepción de otros está en función de cómo escuchamos y cómo hablamos. Si no somos buenos para escuchar, es probable que tengamos dificultades para mantener relaciones con los colegas del trabajo, amigos y familia. Claramente, es fácil describir el oír y escuchar como una misma cosa, pero en realidad son cosas completamente distintas. Una persona puede tener excelentes habilidades auditivas, pero aun así puede no ser buena para escuchar.

Claro que escuchar no es tan fácil como parece, sin embargo, la música puede ayudarnos a través de su capacidad para mejorar nuestra concentración. Cuando se escucha música, existe un deseo natural por concentrarse y esto puede mejorar nuestra habilidad para escuchar. El poder de la música para corregir nuestras debilidades respecto a nuestra escucha emana de sus efectos en los hemisferios derecho e izquierdo de nuestro cerebro, los cuales son responsables del conocimiento y la memoria.

Cuando estas capacidades son optimizadas, las habilidades del individuo para escuchar también experimentan un cambio positivo.

Se ha concluido que la música clásica es la más útil para mejorar las habilidades auditivas. Es una buena fuente de meditación, y la carencia de letras nos ayuda a sintonizarnos con nosotros mismos y mejorar nuestra escucha. La interpretación musical junto con los sonidos ambientales y un poco de ruido de fondo pueden aumentar nuestro nivel de concentración.

La conexión entre las rimas y las habilidades auditivas puede ser claramente observada en los niños pequeños. Cuando cantamos rimas a los niños pequeños, naturalmente querrán escuchar más que cuando les decimos lo mismo hablando solamente. Las rimas estimulan las partes del cerebro que trabajan al unísono. Por naturaleza estamos predispuestos a escuchar mejor los sonidos musicales. Dado que escuchar y responder son las bases de una buena conversación, las rimas nos ayudan a desarrollar precisamente estas habilidades. Por ende, para mejorar nuestra habilidad de escuchar, se puede embarcar en una aventura por dominar la rima, esto llevará a buscar nueva música y de manera consciente aprender las letras de las canciones. Un ejemplo de cómo la música y las rimas pueden ser extremadamente útiles es al poner a un niño a aprender un poema y una definición o las tablas de multiplicar. Una vez que pones música en una oración ¡es más difícil de olvidar al escuchar esa misma canción!

# Sección Tres
## La música como tratamiento para el TDAH

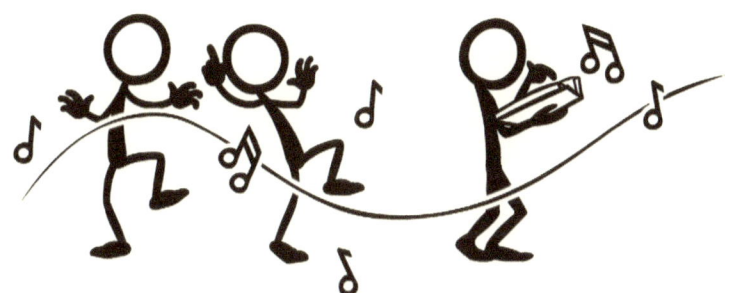

## Capítulo X

## Cómo la música estimula al cerebro

Utilizamos cafeína para levantarnos en la mañana y alcohol para relajarnos al final del día. Mientras que estas sustancias son estimulantes y depresivas, respectivamente, la música puede ser utilizada para ambos propósitos.

Sin siquiera darse cuenta, la mayoría de las personas ya escucha música para regular su estado de ánimo. Podemos escuchar cierto tipo de música en la mañana para ayudarnos a seguir con nuestras obligaciones, por otro lado, una música distinta durante la noche para relajarnos y es muy probable que escuchemos otro tipo para hacer ejercicio. Esencialmente, estamos utilizando la música como medicamento.

La idea es que la música regula las hormonas y los neurotransmisores efectivamente de la misma forma que los medicamentos lo hacen. Ciertamente podremos tener una noción de cómo la vida y la música nos hace sentir y podemos crear una lista de reproducción que nos ayude a sobrellevar el día. Curiosamente, las mejores listas de reproducción parecen ser las más adecuadas cuando nosotros somos los que seleccionamos las canciones, sabemos de qué manera influye cada canción en nosotros y de forma natural utilizamos eso en nuestro beneficio.

Junto con los métodos actuales de terapia para el TDAH, la música está ganando popularidad en el ramo de la medicina. Está suscitando mucho interés, dando paso tanto a investigaciones como estudios respecto a la manera en la que la música beneficia a las personas en el espectro del TDAH. La musicoterapia puede ser una manera muy efectiva para intervenir, ya que alcanza partes del cerebro que otras cosas no pueden.

La American Music Therapy Association (AMTA) define la musicoterapia como la intervención clínica y basada en evidencia de la música como conducto para lograr una meta individual dentro de una relación terapéutica por un profesional acreditado. La efectividad de la música en el tratamiento del TDAH y otros padecimientos se fundamenta en el hecho de que ofrece una manera de crear canales de comunicación abiertos, a través de los cuales un terapeuta puede facilitar la socialización de este individuo y mejorar su ajuste social, así como su calidad de vida. Es un tipo de terapia expresiva de arte que ayuda a mejorar y mantener el bienestar social, físico y psicológico de un individuo al escucharla, tocar un instrumento o cantar. Este tipo de terapia es conducida por un terapeuta calificado y con frecuencia se utiliza en hospitales, centros de rehabilitación, escuelas, correccionales, asilos y hospicios. A niños y niñas con TDAH, la musicoterapia puede ayudarlos a fortalecer sus habilidades de atención, concentración, reducir la hiperactividad y mejorar sus habilidades sociales, esto siendo esencial para su desarrollo y una fuente de ayuda para prosperar.

## Capítulo XI

## Los niños y la educación

Para los niños que están lidiando con el Trastorno por Déficit de Atención e Hiperactividad, la música tiene mucho que ofrecer. Si se introduce la música en los ambientes educativos, esta puede ayudar a los niños a concentrarse y manejar mejor su energía ayudándolos a relajarse. Debido al aumento de los niveles de dopamina (las hormonas de la felicidad) que la música provee, el niño o niña tiene más probabilidades de mostrar una actitud positiva hacia el aprendizaje (incluso las matemáticas) y puede funcionar a una capacidad más alta. Adicionalmente, la música es una gran fuente para el desarrollo de las habilidades sociales. Al participar en actividades musicales, es más fácil para ellos sentirse parte de un grupo.

La organización y la atención son dos grandes preocupaciones para los padres de niños con TDAH. Esto puede ser crítico para el éxito de los niños. Ambas habilidades pueden ser desarrolladas para ayudarlos a mejorar su desempeño en la escuela (e incluso en la vida) mientras aumenta su autoestima. Es muy difícil para un niño o niña con TDAH seguir un lineamiento (el cual, desafortunadamente, es la base de la educación actual) y e comenzar o terminar una actividad cualquiera representa un reto para ellos. La idea es proporcionar a los niños con TDAH herramientas que puedan utilizar para que les sea más sencillo enfocarse en las materias en cuestión. Esto empuja al cerebro a acceder las reservas de sus capacidades, en otras palabras, que la capacidad cerebral aumente significativamente.

Cuando un infante escucha música sus niveles de dopamina aumentan, esto lo ayuda a que esté más abierto al conocimiento y deseoso por aprender. Este comienza a asociar el placer con el proceso de aprendizaje. Como resultado, dicho niño se desempeña con una capacidad más alta. La música es una opción para desarrollar estas habilidades sin mucho esfuerzo por parte del niño, y usualmente, es un proceso que disfruta.

Como anteriormente se mencionó, la estructura musical entrena al cerebro a seguir un inicio, una parte media y un final. Provee una estructura firme, por lo cual mejoran sus habilidades auditivas y su atención. Cada pieza musical tiene un claro inicio, un clímax a la mitad y finalmente una conclusión.

Tomemos como ejemplo la sinfonía No.5 de Ludwig van Beethoven. Un niño o niña con TDAH inmediatamente sentirá atracción por el poderoso Da-Da-Da-DUM de las notas iniciales. Después, se enfrascará en una aventura vibrante y latente durante la pieza previa a su icónico final. El producto resultante de esta brillante aventura es un mejoramiento en las habilidades para planear, anticipar y reaccionar.

La ansiedad es otro síntoma del TDAH que puede ser tratado con música. El sutil cambio de acordes, el ritmo lento y las armonías de la música ayudan a que se relaje la mente. Para los niños y niñas que batallan con el TDAH en la escuela, la música puede ser una buena herramienta para calmar su energía excesiva de manera que se mejore su habilidad para poner atención.

Se sabe que la música tiene elementos de forma en el ritmo que la construye. Al hablar de una canción, no nos referimos a una combinación de acordes aleatorios mezclados con palabras y sonidos. Si escuchamos una canción sin letra, o sea solo el ritmo, casi podemos crear un patrón matemático de dicha canción. Este patrón matemático estimula áreas específicas de los circuitos del cerebro, lo cual garantiza a los estudiantes con TDAH la habilidad de entender ideas complejas y seccionar problemas complejos con más facilidad.

Finalmente, el hecho de que algunas actividades musicales requieren la participación del niño les facilita la tarea de lidiar con otros niños, lo cual mejora sus experiencias sociales. Por lo cual, pueden mostrarse menos renuentes y más abiertos a mantener amistades y relaciones sociales.

## Capítulo XII

## Los adultos y la vida diaria

Incluso aunque alguien no tenga TDAH, el estrés es un dilema común en nuestra vida diaria. Algunas personas son mejores que otras para manejarlo. Para aquellos que se nos dificulta más y/o hemos sido diagnosticados con TDAH, la música es una excelente alternativa pues la música placentera desencadena la liberación de endorfinas producidas por el sistema nervioso para enfrentarse al dolor o estrés.

La música influye en nuestro estado mental. Puede regular nuestro ánimo de manera que podamos lidiar de mejor manera con los altibajos de todos los días. Actúa en el cerebro de forma directa, acelerando o disminuyendo el metabolismo y el ritmo cardiaco. Esto genera que nuestro cerebro esté más tranquilo y disfrute del momento, en otras palabras, esté más atento.

Nuestras preferencias musicales están influenciadas por el contenido emocional y por cómo nos relacionamos con el mismo. Es importante notar que las emociones son clave para mejorar la memoria a largo plazo. Es por esto que la gente difícilmente olvida los momentos que fue más feliz, tuvo un momento muy triste, o los detalles de su primer rompimiento amoroso. Con el contenido emocional correcto, la música puede afectar cualquier aspecto de nuestra vida diaria.

Las listas de reproducción son una buena manera de ayudarnos a fortalecer nuestras rutinas y también pueden ser una herramienta poderosa. En mi experiencia, tiene la habilidad de ayudarme a hiperconcentrarme. Hace un tiempo, descubrí que escuchar una lista de reproducción que cree hace 10 años ayudaba a mi cerebro a enfocarse y concentrarse. Me di cuenta de que cada vez que estaba trabajando en un proyecto en particular mientras escuchaba esta lista de reproducción mi productividad aumentaba inmensamente. Incluso olvidaba las cosas de mi alrededor (¡incluso la cena de mis hijos!) solo quería seguir trabajando en la tarea que tenía frente a mí.

En mi investigación, encontré que esto en parte por la conexión emocional que tengo con las canciones, así empecé a entender de manera más exacta el inmenso impacto de la música en la vida de una persona.

La música tiene la capacidad de mejorar las habilidades sociales, pues mejora nuestra relación con los demás. Puede reforzar nuestros lazos con las personas. Compartir experiencias musicales sincroniza los movimientos y la actividad cerebral de las personas involucradas, favoreciendo sentimientos de empatía.

Además, la comunicación es crucial en cualquier relación y al estar tan íntimamente relacionadas la música y la comunicación, comparten ciertas destrezas.

A continuación, algunos ejemplos:

- Concentración prolongada – es fácil prestar atención a la música por un largo tiempo.
- Anticipación – la música lleva al cerebro a esperar las notas siguientes en la melodía. Algunas canciones, especialmente las que son para niños en muchas ocasiones tienen patrones de palabras repetitivos y predecibles. Eso facilita que el niño se anticipe y concentre en lo que viene después.
- Comunicación no verbal y contacto visual – muchas canciones para niños están acompañadas por acciones que propician el desarrollo de la observación y repetición de los gestos coordinados de otras personas.
- Existe una mejor calidad de interacción que puede ayudar a los individuos a entender los

sentimientos de otros y compartir una mejor conexión. Esto nos da la habilidad de desarrollar y mejorar nuestras relaciones en la escuela, la casa y el trabajo incluso en casos difíciles.

## Conclusión

## ¿Y ahora Qué?

El Trastorno por Déficit de Atención e Hiperactividad puede ser un reto frustrante. Cuidar a alguien que lo padece puede llegar a ser una tarea desalentadora, desgastante, desesperante. En muchos casos, alguien que padece TDAH no es consciente algunas veces de como reacciona a atenciones por las personas que los cuidan con el objetivo de ayudarlo. Siempre existe una batalla entre lo que se hace por ellos y cómo ellos lo perciben y reaccionan.

Mi intención con este libro es deambular por cuestiones relacionadas con este tema. Con la dedicación y determinación adecuada, muchos padres e individuos han sido capaces de vivir relaciones más sanas tanto con sus hijos como con sus parejas después de años de cariño y adaptaciones. Es vital aprender y entender las distintas técnicas y herramientas que pueden ayudarnos a todos. Comprender qué funciona es extremadamente valioso para manejar nuestro comportamiento, desarrollar nuestro potencial y prosperar.

Finalmente, quisiera mencionar que lo que está contenido en este libro no es una guía exhaustiva para manejar de mejor manera el TDAH. Son solo algunas de tantas opciones que existen y que pueden usar si así lo prefieren. La música es solo una de las cosas que me han ayudado, espero puedan considerarla como una de sus técnicas para vivir una vida más sana y feliz.

De verdad espero que este libro pueda ayudar a los lectores a manejar los múltiples retos y recordar que nos encontramos en un proceso continuo. Las cosas nunca serán más fáciles; simplemente encontramos mejores maneras para lidiar con nuestros problemas y a aprender a no dejarnos vencer por ellos. Se trata de recordar que la clave para seguir adelante está en nosotros.

# Referencias

**Libros**

Daniel J. Levitin. (2007) *This Is Your Brain on Music*. New York, NY:Plume/Penguin

Melinda Smith, M.A. and Robert Segal, M.A.(2014, June 13) Fast Minds – *How to Thrive If You Have ADHD (Or Think You Might)*. New York, NY:Berkley Publishing Books .

Thomas Brown. (2006, November 15) *Attention Deficit Disorder: The Unfocused Mind in Children and Adults*. New York, NY:Yale University Press Health & Wellness.

**Publicaciones y medios de información**

Paul Zak. ( 2011, December 27) Can a molecule make us moral?. CNN
https://www.cnn.com/2011/12/27/opinion/zak-moral-molecule/index.html

Laura K. Cirelli, Stephanie J. Wan and Laurel J. Trainor. (2014, December 19) Fourteen-month-old infants use interpersonal synchrony as a cue to direct helpfulness.
https://royalsocietypublishing.org/doi/10.1098/rstb.2013.0400

**Revistas**

Deschênes, Bruno. (2002) "Inuit Throat-Singing". Musical Traditions - The Magazine for Traditional Music Throughout the World.
http://musis.ca/matsu_take_eng/9_AMG_Throat_Singing.html

US News Health ( 2011, April 25) Music Training May Help Keep Aging Brain Healthy.
https://consumer.healthday.com/senior-citizen-information-31/age-health-news-7/music-training-may-help-keep-aging-brain-healthy-652159.html

Jessica Hamzelou. (2015, September 30) Musicians' brains fire symmetrically when they listen to music. New Scientist.
https://www.newscientist.com/article/dn28266-musicians-brains-fire-symmetrically-when-they-listen-to-music/

Lori Kase Miller (2014, October) The Benefits of Introducing Baby to Music. Parents Magazine.
www.parents.com

Anni Layne Rodgers. (2009, October 14) Music Therapy: Sound Medicine for ADHD. Attitude Magazine
https://www.additudemag.com/music-therapy-for-adhd-how-rhythm-builds-focus/

*Medical News Today*

Sarah Glynn. (2013, March 29) Music Benefits Both Mental And Physical Health. Medical News Today. https://www.medicalnewstoday.com/articles/258383.php#1

Belinda Weber. (2013, November 10) Music training in childhood boosts the brain in adulthood. Medical News Today. https://www.medicalnewstoday.com/articles/276595.php

Yvette Brazier. (2016, April 26) Music exposure benefits babies' brains. Medical News Today. https://www.researchgate.net/publication/256093634_Extended_Music_Education_Enhances_the_Quality_of_School_Life

Tim Newman (2017, January 14) Musicians have faster reaction times. Medical News Today https://www.medicalnewstoday.com/articles/315231.php#1

*Psychology Today*

Christopher Bergland. (2012, December 19). Simple ways you can use music to create changes in mindset and behavior. The Neuroscience of Music, Mindset, and Motivation. Psychology Today https://www.psychologytoday.com/ca/blog/the-athletes-way/201212/the-neuroscience-music-mindset-and-motivation

## Blogs

Curtis Dean. (2019, July 15) 8 Ways Listening to Music Helps The Brain. Different brains (blog) https://www.differentbrains.org/8-ways-listening-to-music-helps-the-brain/

Marie Ellis. (2013, October 20) Jamming to music at the gym helps physiologically. https://healthandfitness1blog.blogspot.com/2013/10/jamming-to-music-at-gym-helps.html

Deane Alban, (2018, January 7). How music affects the brain. Be Brain Fit. https://bebrainfit.com/music-brain/

## Archivos Medicos

Marie Forgeard, Ellen Winner, Andrea Norton, Gottfried Schlaug. (2008, October 29) Practicing a Musical Instrument in Childhood is Associated with Enhanced Verbal Ability and Nonverbal Reasoning.

https://journals.plos.org/plosone/article?id=10.1371/journal.pone.0003566

Jennifer Anne Bailey, Robert J. Zatorre and Virginia B. Penhune. (2014, February 28) Early Musical Training Is Linked to Gray Matter Structure in the Ventral Premotor Cortex and Auditory–Motor Rhythm Synchronization Performance, Journal of Cognitive Neuroscience.

Volume 26 , No. 4
https://www.mitpressjournals.org/doi/10.1162/jocn_a_00527

Christopher J. Steele, Jennifer A. Bailey, Robert J. Zatorre and Virginia B. Penhune. (2013, January 16) Early Musical Training and White-Matter Plasticity in the Corpus Callosum: Evidence for a Sensitive Period. Journal of Neuroscience33 (3) 1282-1290;
https://www.jneurosci.org/content/33/3/1282

Anna Maratos, Mike J. Crawford and Simon Procter. (2011, August 2) Music therapy for depression: it seems to work, but how?. Cambridge University Press. The British Journal of Psychiatry. Access Volume 199, Issue 2August 2011 , pp. 92-93.
https://www.cambridge.org/core/journals/the-british-journal-of-psychiatry/article/music-therapy-for-depression-it-seems-to-work-but-how/2E07649AADFE2F027CF0F5951B89C004

Christian Gaser, Gottfried Schlaug. (2003, October 8) Brain Structures Differ between Musicians and Non-Musicians. The Journal of Neuro Science.
https://www.jneurosci.org/content/23/27/9240

Sullivan JM. (2007) Music for the injured soldier: a contribution of American women's military bands during World War II. US National Library of Medicine National

Institutes of Health. J Music Ther. 2007 Fall;44(3):282-305. https://www.ncbi.nlm.nih.gov/pubmed/17645389

*Frontiers in Psychology*

Ai Kawakami, Kiyoshi Furukawa, Kentaro Katahira and Kazuo Okanoya. (2013, June 13) Sad music induces pleasant emotion. Frontiers in Psychology. https://doi.org/10.3389/fpsyg.2013.00311

Jeremy Montagu. (2017) How Music and Instruments Began: A Brief Overview of the Origin and Entire Development of Music, from Its Earliest Stages. Frontiers in Sociology. https://www.frontiersin.org/articles/10.3389/fsoc.2017.00008/full

*Sage Journals*

Naomi Ziv, Anat Ben Chaim, Oren Itamar. (2010, March 24) The effect of positive music and dispositional hope on state hope and affect. SAGEJournals. Psychology of Music, 39(1), 3–17. https://journals.sagepub.com/doi/10.1177/0305735609351920

Adrian C. North, Mark Tarrant, David J. Hargreaves. (2004, Marh 1) The Effects of Music on Helping Behavior: A Field Study. SAGEJournals. https://journals.sagepub.com/doi/abs/10.1177/0013916503256263

Scott S. Wiltermuth, Chip HeathFirst. (2009, January 1) Synchrony and Cooperation. SAGEJournals. https://journals.sagepub.com/doi.org/10.1111/j.1467-9280.2008.02253.x

Teresa Iesiuk. (2005, April 1) The effect of music listening on work performance. SAGEJournals. Psychology of Music. https://journals.sagepub.com/doi/abs/10.1177/0305735605050650

*Science Direct*

J.G.FoxE.D.Embrey. (1972, December 4) Music — an aid to productivity. ScienceDirect Applied Ergonomics Volume 3, Issue4 Pages 202-205. https://www.sciencedirect.com/science/article/abs/pii/0003687072901019

SebastianKirschner, MichaelTomasello. Joint music making promotes prosocial behavior in 4-year-old children??? Science Direct https://www.sciencedirect.com/science/article/abs/pii/S1090513810000462?via%3Dihub

Céline Jacoba, Nicolas Guéguenb, Gaëlle Boulbryc. (2010, December) Effects of songs with prosocial lyrics on tipping behavior in a restaurant. Science Direct. International Journal of Hospitality Management Volume 29, Issue 4, December 2010, Pages 761-763. https://www.sciencedirect.com/science/article/abs/pii/S0278431910000228

Greitemeyer T, Schwab A. Employing music exposure to reduce prejudice and discrimination. Science Direct Aggress Behav. 2014 Nov-Dec;40(6):542-51. doi: 10.1002/ab.21531. Epub
https://www.sciencedirect.com/science/article/abs/pii/S0278431910000228?via%3Dihub

Tobias Greitemeyer. (2009 January) Effects of songs with prosocial lyrics on prosocial thoughts, affect, and behavior. Journal of Experimental Social Psychology Volume 45, Issue 1, January 2009, Pages 186-190.
https://www.sciencedirect.com/science/article/pii/S0022103108001418?via%3Dihub

# Investigación Adicional

## Asociaciones / Institutos

Greitemeyer, T., Hollingdale, J., & Traut-Mattausch, E. (2015). Changing the track in music and misogyny: Listening to music with pro-equality lyrics improves attitudes and behavior toward women. Psychology of Popular Media Culture, 4(1), 56-67.
https://psycnet.apa.org/doiLanding?doi=10.1037%2Fa0030689

Could I Have Attention-Deficit/Hyperactivity Disorder (ADHD)? – Diagnosing and treating ADHD in adults.) National Institute of Mental Health (NIMH).
http://www.nimh.nih.gov Centers for Disease Control and Prevention (CDC)
http://www.cdc.gov/ncbddd/adhd/

Sharon Bryant, (2014, June 01). Benefits of learning and playing music for adults.
https://www.nammfoundation.org/

Diagnosis of ADD/ADHD in Adults. Barkley, RA. (2014). Attention-deficit hyperactivity disorder, fourth edition: A handbook for diagnosis and treatment. New York, NY: Guilford Press. (CHADD) https://chadd.org/for-adults/diagnosis-of-adhd-in-adults/

Gracias por leer mi libro, espero que esta información te sea útil y te pueda ayudar a vivir una vida menos estresante y más feliz.

Si lo disfrutaste, agradecería mucho tus comentarios o sugerencias dirigidos a azul@mymixedbucket.com. Y para saber más sobre mis productos, por favor visita: www.mymixedbucket.com.

www.ingramcontent.com/pod-product-compliance
Lightning Source LLC
Chambersburg PA
CBHW030446220526
45464CB00006B/2433